CW00571275

DIE T A

MEDITERRÁNEA

Dieta Mediterránea: El Plan Simple De 1 Mes Para

Una Pérdida De Peso Duradera Y Un Estilo De

Vida Saludable

@ Lynn Gill

Published By Adam Gilbin

@ Lynn Gill

Dieta Mediterránea: El Plan Simple De 1 Mes Para Una Pérdida De Peso Duradera Y Un Estilo De Vida Saludable

ISBN 978-1-990053-29-0

TABLE OF CONTENTS

Ensalada Griega Saludable

Ingredientes:

- 1.5 p. y media de orégano seco

- sal marina

- pimienta negra molida

- 6 aceitunas griegas negras deshuesadas y cortadas

- 1 taza de queso feta desmenuzado

- 1 cebolla roja pequeña, picada

- 2 pepinos pelados y picados

- 3 tomates maduros grandes, picados

- 4 cucharadas de jugo de limón recién exprimido

- y un cuarto de taza de aceite de oliva virgen extra

Indicaciones

1. combine la cebolla, el pepino y los tomates en una ensaladera poco profunda; espolvorea con jugo de limón, aceituna virgen extra, orégano, sal marina y pimienta negra.
2. espolvorea las aceitunas y el feta sobre la ensalada y sirve inmediatamente.

Ensalada De Patata

Ingredientes:

- 3 cucharadas de mostaza amarilla

- 2 tazas de mayonesa

- 1 cucharada de pimentón, dulce

- 1 cucharada de tabasco

- 2 cebolletas cortadas en rodajas finas

- 5 papas medianas, peladas y cortadas en cubos

- sal gruesa, al gusto

- y un cuarto de cebolla

Indicaciones:

1. vierta un poco de agua en una cacerola y colóquela a fuego medio.

2. añadir las patatas, sazonar con sal gruesa y hervir durante unos 10 minutos hasta que estén tiernas.

3. escurra el agua y devuelva la cacerola al fuego para secarla.

4. Deje que las patatas se enfríen a temperatura ambiente.

5. rallar la cebolla en un tazón de mezcla, añadir mostaza, mayonesa, pimentón y la salsa picante y mezclar bien.

6. añadir las patatas al tazón y reveste hasta que estén bien recubiertas.

7. divida entre cuatro cuencos y cubra con las cebolletas en rodajas.

Ensalada Verde Mediterránea

Ingredientes:

- y media cucharada de sal marina
- 1.5 cucharada de pimienta negra recién molida
- 1.5 cucharada de mostaza dijon
- 5 tazas de verduras mixtas para bebés
- y tres cuartos de taza de aceitunas verdes, deshuesadas y cortadas a la mitad
- 12 rodajas finas de jamón serrano, picadas
- y medio pan de pan rústico de masa fermentada
- y un cuarto de pimentón
- 2 cucharadas de manchego, finamente rallada
- 7 cucharadas de aceite de oliva virgen extra, dividido
- 1 cucharada y media de vinagre de jerez

Indicaciones:

1. cortar el pan en cubos del tamaño de un bocado y reservar.

2. precalentar el horno a 400 grados fahrenheit .

3. en un tazón de mezcla, combine el pimentón, el manchego y 6 cucharadas. de aceite de oliva.

4. añadir los cubos de pan y revarlos hasta que estén recubiertos uniformemente con el aceite aromatizado.

5. colocar el pan en una bandeja para hornear y hornear durante unos 8 minutos hasta que se dore y dejar que el pan se enfríe.

6. en un tazón separado, combine el vinagre, la sal, la pimienta, la mostaza y el aceite de oliva restante.

7. añadir esta mezcla a un tazón más grande que contenga los greens hasta que estén ligeramente recubiertos con la vinagreta.

8. añadir todos los demás Ingredientes: y los croutons y toss bien.

9. servir la ensalada en cuatro platos.

10. Esta ensalada tiene un sabor increíble y te deja energizado para enfrentar la parte restante del día.

Ensalada De Garbanzos Con Aderezo De Yogur

Ingredientes:

Vestir

- 1 taza de yogur griego sin grasa
- y un cuarto de pimiento de cayena
- 1.5 tsp. curry en polvo
- 1.2 cucharada de jugo de limón recién exprimido

Ensalada

- rodajas finas
- y una tercera taza de pasas
- y media taza de perejil fresco picado
- 2 cuñas de limón
- 2 garbanzos de 15 onzas, enjuagados y escurridos
- 1 taza de manzana roja cortada en cubos

8

- y media taza de apio cortado en cubos
- y un cuarto de taza de nueces picadas
- y un cuarto de taza de cebollas verdes en

Indicaciones:

1. hacer aderezo: en un tazón pequeño, mezcle el jugo de limón, el yogur, la cayena y el curry en polvo hasta que estén bien combinados.
2. hacer ensalada: en un tazón grande, mezcle garbanzos, manzana, apio, nueces, cebollas verdes, pasas y perejil.
3. doblar suavemente en el apósito y sazonar con sal marina y pimienta.
4. servir adornado con cuñas de limón.

Ensalada De Lentejas Calientes

Ingredientes:

- 1 taza y media de uvas rojas, cortadas a la mitad

- y un cuarto de taza de pistachos asados picados

- y un cuarto de taza de feta desmenuzada

- 3.5 cucharadas de perejil finamente picado

- 3.5 cucharadas de menta finamente picada

- 3 cucharadas de aceite de oliva virgen extra

- 1 taza y media de puerros cortados en rodajas finas

- 2 cucharadas de mostaza integral

- 2 cucharadas de vinagre de jerez

- 2 tazas de lentejas cocidas

Indicaciones:

1. en una sartén, caliente el aceite de oliva virgen extra a fuego medio; añadir puerros y saltear, revolviendo, durante unos 9 minutos o hasta que estén translúcidos y tiernos.
2. Retire la sartén del fuego y revuelva la mostaza y el vinagre de jerez.
3. en un tazón grande, combine la mezcla de puerro, lentejas, uvas, pistachos, menta, perejil, sal marina y pimienta.
4. ¡Arriba con feta y disfruta!

Sabrosa Sopa De Orzo

Ingredientes:

- 1 cucharadita y media de orégano, seco
- un cuarto de taza de cebolla amarilla, finamente picada
- 3 tazas de espinacas bebé
- 2 cucharadas de jugo de limón
- media taza de guisantes, congelados
- media taza de orzo
- 6 tazas de sopa de pollo
- 1 taza y media de parmesano, rallado
- sal y pimienta negra al gusto

Indicaciones:

1. Calentar una olla con el caldo a fuego alto.
2. añadir el orégano, el orzo, la sal y la pimienta, remover, poner a hervir, cubrir y cocinar durante 2-3 minutos.

3. Agregue la cebolla, reduzca el fuego a fuego medio y cocine a fuego lento durante 3 minutos.

4. Saque la sopa del fuego, agregue sal y pimienta al gusto, parmesano, guisantes, espinacas y jugo de limón, revuelva bien y divídala en los cuencos de sopa.

5. servir de inmediato.

6. disfrutar!

Sopa De Ruibarbo Y Lentejas

Ingredientes:

- 1 pimiento jalapeño picado
- 1 cebolla amarilla picada
- ruibarbo de tres cuartos de taza, cortado en rodajas
- 1 cucharadita de azúcar morena
- sal y pimienta negra al gusto
- tres cuartos de taza de lentejas verdes
- 5 tazas de agua
- 3 cucharadas de cilantro picado
- 6 cucharadas de yogur
- 2 cucharadas de mantequilla de coco
- 3 hojas de acelga, tallos retirados y hojas picadas
- 1 cucharadita de semillas de cilantro
- 1 cucharadita de semillas de comino
- 2 cucharaditas de semillas de mostaza

- 2 cucharaditas de ajo picado
- 1 cucharada de jengibre rallado
- un cuarto de cucharadita de cardamomo, molido
- un cuarto de cucharadita de cúrcuma, molida

Indicaciones:

1. Calienta una sartén con la mantequilla a fuego medio-alto, agrega las semillas de comino, mostaza y cilantro, revuelve y tosta durante 1 minuto.

2. Reducir el fuego a medio-bajo, añadir la cúrcuma, el ajo, el jengibre y el cardamomo, remover y cocinar durante 2 minutos.

3. agregue la acelga, el jalapeño y la cebolla, revuelva y cocine durante 5 minutos.

4. Agregue el ruibarbo, el azúcar, las lentejas, la sal, la pimienta y 5 tazas de agua, revuelva, ponga a hervir y cocine a fuego lento durante 30 minutos.

5. Divida la sopa en cuencos, cubra con cilantro y yogur y sirva.
6. disfrutar!

Estofado De Pollo

Ingredientes:

- 3 cebollas rojas, en rodajas finas
- 4 baquetas de pollo
- 5 onzas de albaricoques, secos
- 2 cucharadas de mantequilla
- un cuarto de taza de miel
- dos tercios de la taza de nuez picada
- media canela palo
- 3 dientes de ajo picados
- 1 cucharada de perejil, picado
- 20 hilos de azafrán
- 3 cucharadas de cilantro picado
- sal y pimienta negra al gusto
- 1 cucharadita de jengibre molido
- 2 cucharadas de aceite de oliva

Indicaciones:

1. calentar una sartén a fuego medio-alto, añadir hilos de azafrán, tostar durante 2 minutos, transferir a un tazón, enfriar y aplastar.

2. Agregue 1 cucharada de cilantro, perejil, ajo, jengibre, sal, pimienta, aceite y 2 cucharadas de agua y revuelva bien.

3. agregue las piezas de pollo, reveste para cubrir y guárdalas en la nevera durante 30 minutos.

4. esparza la cebolla en la parte inferior de una olla.

5. agregue el pollo, rocíe el adobo, agregue 1 cucharada de mantequilla, colóquelo en la estufa a fuego medio-alto y cocine durante 15 minutos.

6. agregue un cuarto de taza de agua, revuelva, cubra la olla, reduzca el fuego a medio-bajo y cocine a fuego lento durante 45 minutos.

7. Calentar una sartén a fuego medio, añadir 2 cucharadas de miel, palito de canela, albaricoques y tres cuartos de agua, remover, llevar a ebullición, reducir a bajo y hervir a fuego lento durante 15 minutos.

8. quite el fuego, deseche la canela y déjela enfriar.

9. Calentar una sartén con el resto de la mantequilla a fuego medio, añadir el resto de la miel y las nueces, remover y cocinar durante 5 minutos.

10. transferir esto a un plato, esparcir y dejar a un lado

11. Agregue el pollo a la salsa de albaricoques, revuelva y cocine durante 10 minutos.

12. añadir sal y pimienta al sabor, el resto del cilantro, remover y servir encima de las nueces.

13. ¡Disfruta!

Guiso De Pescado Simple

Ingredientes:

- sal y pimienta negra al gusto
- 4 filetes de bajo negro
- un cuarto de taza de aceite de oliva
- 3 zanahorias en rodajas
- 1 pimiento rojo, cortado en rodajas a lo largo y cortado en tiras
- 1 y un cuarto de libras de papas, peladas y cortadas en rodajas
- media taza de aceitunas
- 1 cebolla roja, en rodajas finas
- 6 cuñas de limón, pulpa separada y picada y parte de la cáscara reservada
- 2 cucharadas de perejil, picadas
- 2 tomates cortados en mitades, pelados y rallados
- 2 cucharadas de cilantro picado

- 2 dientes de ajo picados
- media cucharadita de pimentón
- 2 cucharadas de agua
- media taza de agua
- media cucharadita de comino, molido

Indicaciones:

1. en un tazón, mezclar los tomates con pulpa de limón, cilantro, perejil, comino, ajo, pimentón, sal y pimienta y remover,

2. agregue 2 cucharadas de agua y 2 cucharadas de aceite y revuelva de nuevo.

3. añadir filetes de pescado, reveste para cubrir, cubrir y mantener en la nevera durante 30 minutos.

4. Calentar una olla con el agua y un poco de sal a fuego medio-alto, añadir las patatas y las zanahorias, remover, cocinar durante 10 minutos y escurrir.

5. Calentar una sartén a fuego medio, añadir el pimiento y un cuarto de taza de agua, cubrir, cocinar durante 5 minutos y quitar el fuego.

6. cubra una olla con el resto del aceite, esparza las papas y las zanahorias, agregue un cuarto de taza de agua, rodajas de cebolla, pescado y su adobo, tiras de pimiento, aceitunas, un poco de sal y pimienta, caliente a fuego medio-bajo, cubra y cocine durante 45 minutos.

7. divida en cuencos y sirva.

8. disfrutar!

Coles De Bruselas Picantes Fritas

Ingredientes:

- 2 dientes de ajo finamente picados
- 1.5 cucharada de jugo de limón (recién exprimido)
- sal al gusto
- 2 libras de coles de bruselas, recortadas y cortadas a la mitad
- 3 cucharadas de aceite de oliva infundido con ajo
- 1.5 ají rojo, en rodajas

Indicaciones:

1. cocinar las coles de Bruselas en agua salada hirviendo durante 3 minutos; Desagüe.
2. Calentar el aceite en una sartén, y saltear la pimienta y el ajo durante 2 a 3 minutos.

3. Añadir las coles de Bruselas, y cocinar durante 3 minutos más.

4. sazonar con la sal al gusto, y luego rociar con el jugo de limón; para combinar bien.

Sopa De Jardín De Primavera

Ingredientes:

- 4 tazas de caldo de verduras o agua
- 2 cucharadas de condimento de hierbas secas
- 2 cucharadas de aceite de oliva
- sal y pimienta negra recién molida, al gusto
- 1 cucharada de harina
- 4 tazas de brócoli picado
- 2 tazas de berenjena, cortada en cubos
- 4 tomates de ciruela, picados
- 8 dientes de ajo triturados o picados
- 1 cebolla amarilla picada
- y media taza de perejil fresco (picado)

Indicaciones:

1. en una cacerola grande, caliente el aceite de oliva.
2. añadir el ajo y la cebolla; saltee hasta que esté suave. Un
3. agregue 3 tazas de caldo, 2 tazas de brócoli y berenjena en cubos y revuelva bien.
4. Añadir el tomate, las hierbas, la sal y la pimienta al gusto. cocinar durante 5-7 minutos más.
5. Retire la cacerola del fuego. dejar reposar durante 2-3 minutos.
6. En un procesador de alimentos, mezcle las 2 tazas restantes de brócoli, 1 taza de caldo y 1. harina hasta que quede suave. remover en sopa.
7. cocine a fuego lento durante 15 minutos. ajustar la sal y la pimienta.
8. espolvoree con perejil picado y sirva.

Gachas De Avena Gingery

Ingredientes:

- y un cuarto de tierra tsp allspice
- y una octava nuez moscada molida tsp
- y un cuarto de tsp cardamomo terrestre
- y un cuarto de tsp de cilantro molido
- 1.5 cucharada de clavo de olor molido
- miel pura o jarabe de arce al gusto
- 2 taza de avena laminada
- 4 tazas de agua
- y medio jengibre molido
- 1 y medio cucharada de canela molida

Indicaciones:

1. en una sartén mediana, lleve el agua a ebullición y cocine la avena para la dirección del paquete.

2. Agregue todas las especias y revuelva. reducir el fuego y cocer a fuego lento, sin tapar, durante 5 minutos, revolviendo ocasionalmente.

3. Cuando se cocine la avena, agregue miel o jarabe de arce al gusto.

Sopa De Zanahoria Especiada De Mostaza

Ingredientes:

- 3 cucharadas de cilantro
- y media cucharada de semillas de mostaza amarilla
- y medio tsp curry polvo
- 3.5 cucharadas de aceite de oliva
- 1 y media cucharada de cáscara de lima finamente rallada
- 2.5 cucharadas de jugo de lima fresco
- sal y pimienta negra fresca, al gusto
- 4 tazas de zanahorias peladas, en rodajas finas
- 2 tazas de cebolla picada
- 4 tazas de caldo de pollo con bajo contenido de sal o agua
- 2 tazas de agua
- 1 cucharada de jengibre fresco, picado

Indicaciones:

1. en una olla grande, caliente el aceite.
2. añadir semillas de mostaza molida, curry en polvo y jengibre; revuelva 2-3 minutos.
3. Añadir las zanahorias y los Ingredientes: restantes.
4. espolvorea con sal y pimienta; saltee hasta que las cebollas comiencen a ablandarse, por unos 3 minutos.
5. Añadir el caldo y el agua y llevar a ebullición.
6. reducir el calor a medio-bajo; cocine a fuego lento hasta que las zanahorias estén tiernas, unos 30 minutos.
7. transferir la sopa a la licuadora de alta velocidad; mezclar hasta que quede suave por completo.
8. devolver la sopa a la olla
9. mezclar el jugo de lima; ajustar la sal y la pimienta.
10. servir y disfrutar!

Batido Refrescante De Manzana Verde

Ingredientes:

- 1 zanahoria pequeña en rodajas
- 1 puñado de hojas de espinaca frescas
- 2 cucharadas de azúcar o edulcorante
- 1 cucharada de avena
- 1 cucharadita de canela
- y tres cuartos de taza de leche de almendras
- 1 manzana verde sin corazón y cortada en rodajas

Indicaciones:

1. Agregue todos los Ingredientes: en una licuadora de alta velocidad y mezcle durante 45 segundos o hasta que quede suave.
2. beba inmediatamente o manténgalo refrigerado en un frasco de vidrio.

Judías Verdes Con Tomate – Almuerzo De Canela

Ingredientes:

- 2 tomates, pelados, pelados y descuartados
- 1 cucharada de pimentón rojo molido
- y media taza de agua
- y media cucharada de canela
- y media cucharada de comino
- 1.5 sal y pimienta negra, recién molida
- 3 cucharadas de aceite de oliva
- 1 cebolla picada
- 2 libras de judías verdes frescas, limpiadas y cortadas diagonalmente por la mitad

Indicaciones:

1. Caliente el aceite en una olla grande a fuego medio-alto.

2. Saltee la cebolla picada con la sal y la pimienta durante 3 a 4 minutos o hasta que esté blanda.

3. añadir pimentón molido y tomates; remover y saltear durante 4 a 5 minutos.

4. Agregue los frijoles verdes, vierta agua y revuelva.

5. cocine cubierto durante 15 a 18 minutos o hasta que esté completamente suave.

6. sazonar la canela, la sal y la pimienta, remover y servir.

Smoothie De Ondas Verdes

Ingredientes:

- 1 plátano
- 1 tallo de apio picado
- 1 cucharada de jugo de limón
- 1 taza de hielo
- 1 taza de verduras con cuello
- hojas frescas de menta
- 1 taza de jugo de manzana

Indicaciones:

1. mezcle todos los Ingredientes: hasta que estén suaves y ligeramente espumosos.
2. servir.

Berenjena A La Parrilla Con Ajo Y Perejil (Parrilla De Pellets)

Ingredientes:

- 4 dientes de ajo picados

- sal kosher

- 2 cucharadas de perejil fresco para decorar

- Berenjena de 2 libras, cortada en rodajas

- jugo de limón

- y media taza de aceite de oliva virgen extra; más según sea necesario

Indicaciones:

1. lavar y eliminar los extremos de la berenjena; cortadas en rodajas gruesas.

2. colocar las rodajas de berenjena en colador, espolvorear con sal y jugo de limón y dejar reposar durante 20 minutos.

3. Encienda la parrilla de pellets para precalentar a 160 grados f.

4. batir el aceite de oliva, el ajo picado y una pizca de sal en un tazón.

5. Vierta la mezcla de aceite de oliva sobre las rodajas de berenjena.

6. poner las rodajas de berenjena directamente en la rejilla de la parrilla, y asar durante 15 minutos, girando una vez con una espátula.

7. espolvoree con perejil picado y sirva caliente.

Patatas Rojas A La Parrilla Con Perejil

Ingredientes:

- y tres cuartos de taza de perejil fresco
- sal y pimiento rojo agrietado al gusto
- spray de aceite de cocina
- 8.5 papas rojas medianas

Indicaciones:

1. limpie y corte las papas rojas.

2. Espolvorea con la sal y la pimienta al gusto.

3. Cubrir con una envoltura de plástico y poner en un refrigerador durante 30 minutos.

4. mientras tanto, caliente una parrilla a fuego medio.

5. Rocíe las rodajas de papa con aceite de cocina y a la parrilla durante unos 2 minutos cada lado.

6. Retire la patata de la parrilla y colóquela en un plato para servir.

7. cubra con perejil picado y sirva.

Omelette De Verduras

Ingredientes:

- 1/2   taza de corazones de alcachofas marinados en agua, enjuagados, drenados y cortados en trocitos
- 6 huevos
- Sal y pimienta a gusto
- 2 cucharaditas de perejil picado
- 1   taza de queso de cabra (o su queso preferido)
- 1 cucharada de aceite de oliva
- 1 tomate cortadito
- 1/2   taza de aceitunas verdes cortas por la mitad

Indicaciones:

1. Pre-caliente el horno a 375F (190C). En una sartén coloque el aceite de oliva y caliente a fuego moderado

2. Agregue el tomate , las aceitunas , la alcachofa y revuelva. Cocine por unos 3 minutos.

3. En un recipiente bata los huevos y condimente con sal y pimienta a gusto.

4. Vierta los huevos batidos en la sartén sobre los vegetales agregue el queso y cocine por unos minutos .

5. Cierre el omelette y delo vuelta y cocine unos minutos más

Fritata Con Queso De Cabra

Ingredientes:

- 1 cucharada de aceite de oliva

- zapallito largo cortado en rodajas

- cebolla picada

- 35 gramos de queso de cabra (o su queso preferido)

- pimiento rojo picado

- 1 puñado de perejil picado

- 2 huevos

- Sal y pimienta a gusto

Indicaciones:

1 Colocar en una sartén a fuego moderado el aceite de oliva

2 Agregar la cebolla , el pimiento rojo y los zapallitos

3 Sofreír por unos minutos hasta que la cebolla esté dorada y los zapallitos cocidos.

4 En un recipiente batir los huevos

5 Agregar a la sartén los huevos batidos y revolver constantemente . Adicionar el queso y cocinar por 2 o 3 minutos revolviendo contantemente.

6 Adicionar el perejil picado y servir

Ensalada Mediterránea Crocante

Ingredientes:

- taza de kale

- taza de cebolla picada

- cucharadas de aceitunas

- cucharadas de vinagre roja

- diente de ajo picado

- cucharada de perejil picado

- lata de garbanzos pequeña drenada, sin el jugo

- pepino cortado en cuadraditos

- 1 taza de brócoli

- 1 taza de tomates cortados en cuadraditos

Indicaciones:

1. 1.   Combinar todos los Ingredientes: en un recipiente.
2. Mezclar bien
3. Poner en el refrigerador por 1 hora antes de servir

Ensalada De Pollo Mediterránea

Ingredientes:

- ají verde o rojo

- 5 tazas de lechuga lavada y cortada
- 1/2   taza de queso parmesano

- cucharadas de aceitunas

- 2 pechugas de pollo
- 5 cucharadas de aceite de olive

Indicaciones:

1. Cocine las pechugas de pollo en el horno a gusto preferentemente el día anterior o unas horas antes de servir

2. Cuando el pollo esté listo corte las pechugas en tiritas.

3.   En una ensaladera vierta todos los

Ensalada De Garbanzos

Ingredientes:

- cucharadas de perejil picado

- cucharada de jugo de limón

- 1 cucharada de aceite de oliva

- hojas de lechuga cortadas para ensalada

- tomates cherry cortados por la mitad

- 1 zapallo largo cortado en cuadraditos

- Un puñado de aceitunas

- lata de garbanzos sin el agua

Indicaciones:

1. Combine todos los Ingredientes: en una fuente y mezcle bien.

Ensalada De Atún

Ingredientes:

- 4 latas de atún sin el aceite

- 1 lata de corazón de alcachofa drenado

- taza de ají rojo picado

- 1/8   taza de aceitunas

- cebolla picada

- dientes de ajo picados

- 1 cucharada de orégano seco

- taza de mayonesa

- cucharadas de jubo de limón

- Sal y pimienta a gusto

Indicaciones:

1   Combine todos los Ingredientes: y mezcle
    bien.

2   Puede servirse con pan preparando un
    sándwich

Estofado De Garbanzos Al Estilo Español

Ingredientes:

- Garbanzos en lata - 1 lb. escurridos y enjuagados

- Salsa de tomate - 1   cup

- Para adornar

- Almendras tostadas blanqueadas

- Pan cortado en cubos, tostado en aceite de oliva

- Hojas de cilantro fresco

- Aceite de oliva extra virgen - 1 cucharada y más según sea necesario

- Espinaca - 10 oz.

- Almendras escaldadas - 2 1   oz.

- Pan de trigo integral - 2 rebanadas (sin corteza y cortado en cubos pequeños)

- Ajo - 3 dientes, picados

- Comino molido - 1 1/2   cdta.

- Pimentón ahumado - 1   tsp.

- Pimienta de Cayena - 1   tsp.

- Sal y pimienta

- Vinagre de Jerez - 2 cdas.

- Cebolla pequeña - 1, picada

- Pimiento morrón - 1 pequeño, sin corazón y picado

Indicaciones:

1.   Caliente el aceite en una sartén.

2.   Agregue las espinacas y sofría hasta que se marchiten. Retire del fuego y escurra.

3. Añada más aceite a la sartén y añada el pan y las almendras.

4. Saltee hasta que las almendras estén doradas.

5. Agregue las especias, el ajo, la sal y la pimienta.

6. Cocine hasta que el ajo se coloree.

7. Enfriar la mezcla y luego agregarla a un procesador de alimentos.

8. Agregue el vinagre y pulse hasta que esté pastoso. Deje a un lado.

9. Limpiar la sartén y añadir un poco más de aceite.

10. Agregue el pimiento y la cebolla y sofría hasta que estén tiernos.

1 11. Añada 1   -taza de agua, salsa de tomate y garbanzos. Sazone con sal y pimienta.

11. Deje hervir, luego baje el fuego y cocine a fuego lento por 10 minutos.

12. Añadir la mezcla de pan y las espinacas marchitas a los garbanzos.

13. Revuelva y cocine a fuego lento por 5 minutos. Pruebe y ajuste la sazón.

14. Agregue un poco de vinagre. Adorne con almendras tostadas, pan tostado y cilantro.

15. Rocíe con aceite de oliva y sirva.

Calabaza Butternut Con Lentejas Y Quinoa

Ingredientes:

- Quinua seca - 1 taza, remojada unos minutos, luego enjuagada

- Lentejas negras secas - 1 taza, clasificadas y enjuagadas

- Agua

- Escalpiones - 2, partes blanca y verde, recortados y picados

- Perejil fresco - 1 puñado, picado

- Jugo de limón fresco

- Tejido de almendra en tiras - 1   taza

- Calabaza entera pequeña - 1, pelada y cortada en cubos

- Sal al gusto

- cdtas. de canela molida dividida

- Pimienta de Jamaica - 2 cucharaditas divididas

- Cilantro - 1 cucharadita dividida

- Pimentón - 1 cucharadita dividida

- Comino - 1/8   tsp.

- Ajo - 6 dientes, pelados

- Aceite de oliva extra virgen

Indicaciones:

1. Precaliente el horno a 425F.
2. Coloque los cubos de calabaza en una bandeja para hornear grande.
3. 3. Sazone con 1/2   cdta. de comino, 1 cdta. de pimentón, 1   cdta. de cilantro, 1 cdta. de pimienta de Jamaica, 1 cdta. de canela y sal.

4. Rocíe con aceite de oliva y mezcle.

5. Esparcir la calabaza uniformemente y hornear en la parrilla de molienda durante 15 minutos. Luego retire del fuego, añada el ajo y rocíe con más aceite. Revuelva y hornee antes de otros 10 minutos.

6. Mientras tanto, haga la quinua y las lentejas.

7. Añada 3 tazas de agua y lentejas en una sartén. Sazonar con sal y llevar a ebullición.

8. Luego baje el fuego y cocine a fuego lento de 20 a 25 minutos. Drenar.

9. Cocine la quinua al mismo tiempo de acuerdo a las Indicaciones: del paquete.

10. Coloque la quinua cocida y las lentejas en un recipiente grande. Sazone con sal y el resto de las especias. Mezcle para combinar. Añadir la calabaza cocida.

11. Agregue los cebollines, el perejil fresco y el ajo picado.

12. Revuelva para mezclar. Rocíe con jugo de limón y aceite de oliva.
13. Mezcle de nuevo. Cubra con almendras tostadas y sirva.

Camarones Al Limón Y Ajo Con Guisantes

Y Alcachofas

Ingredientes:

- Cilantro molido - 1 1   tsp.

- Comino molido - 1 1   cdta.

- cdta. de pimienta estilo Alepo

- 1 cdta. de pimentón dulce de espinaca

- Para los camarones

- Camarones o langostinos grandes - 1 lb. (pelado, desvenado, con cola)

- Sal y pimienta

- Aceite de oliva extra virgen - 2 cdas.

- Cebolla pequeña - 1, rebanada

- Dientes de ajo - 6 a 8, picados

57

- Vino blanco seco - 1 taza

- Jugo de limón fresco - 2 cdas.

- Miel - 2 cdtas.

- Caldo de pollo - 1   taza

- Guisantes congelados - 1 1   taza, descongelados

- Alcachofas pequeñas - 1 lata (15-oz.), escurridas

- Queso parmesano rallado al gusto

- Perejil fresco picado para adornar

Indicaciones:

1 Mezclar las especias en un bol.

2 Coloque los camarones en otro recipiente y sazone con sal y aproximadamente 2 cucharaditas de la mezcla de especias. Ponga los camarones a un lado.

3   Calentar 2 cucharadas de aceite de oliva en una sartén.

4   Agregue las cebollas y sofría por 5 minutos.

5   Agregue el ajo y sofría de 1 a 2 minutos más. No deje que se consuma

6   Añadir el vino blanco y calentar hasta que se reduzca a la mitad.

7   Luego agregue el caldo, la miel y el jugo de limón. Aumentar el fuego y llevar la mezcla a ebullición.

8   Añadir las alcachofas y los guisantes. Sazone con sal y pimienta, y el resto de las especias.

9   Cocine hasta que los guisantes estén bien cocidos, unos 10 minutos.

10 Agregue los camarones y cocine hasta que estén rosados.

11 Retirar del fuego y decorar con perejil fresco y parmesano.

12 Servir.

Dip De Crema Agridulce Y Vegetales

Ingredientes:

- 1 cucharada de jarabe de arce ligero

- 1/4 cucharadita de extracto de vainilla

- Media taza de crema agria sin grasa (de un paquete de 8 onzas)

Para Untar:

- 10 tomates uva

- 1 taza de ejotes frescos

Indicaciones:

1 1. Mezclar todos los Ingredientes: para el dip. Servir con las habas y los tomates.

2 Notas: Reservar la crema agria restante para el Aperitivo del Día 5.

Batido De Naranja Y Piña

Ingredientes:

- 1/2 naranja dulce
- 6 onzas de yogur light
- Media taza de piña en trozos, enlatada y escurrida o fresca

Indicaciones:

1. Poner todos los Ingredientes: en una licuadora o procesador de alimentos, agregar cubos de hielo hasta que la mezcla alcance la consistencia deseada.
2. Servir enseguida.

Yogur De Nuez:

Ingredientes:

- 3 cucharadas de nueces, picadas

- La mitad de una taza de arándanos

- 6 onzas de yogur ligero, cualquier sabor

Indicaciones:

1. Cubra el yogur con nueces y arándanos. ¡Disfrute!

Yogur Con Nueces Y Salvado De Pasas

Ingredientes:

- Un cuarto de taza de salvado de pasa

- 8 piezas de mitades de nuez

- 6 onzas de yogur ligero

Indicaciones:

1. Servir el yogur con las mitades de nueces y salvado con pasas de uva.

Verduras Y Humus Sazonado

Ingredientes:

- 1 taza de ejotes
- Una cuarta taza de humus, sazonado o simple
- 15 piezas de zanahorias

Para Servir:

- Un cuarto taza de nueces de soja

Indicaciones:

1. Servir el humus con los ejotes y zanahorias para untar.
2. Disfrute con nueces de soja.

Galletas, Mantequilla De Maní Y Leche

Ingredientes:

- 1 cucharada de mantequilla de maní

- 1 taza de leche descremada

- 4 Triscuits reducidos en grasa, O 1 galleta de crujiente Wasa Wasa, O 2 galletas Ak-Mak

Indicaciones:

1. Unta la mantequilla sobre las galletas.
2. Servir con leche.

Cebolla Y Crema Agria Para Untar Con Verduras

Ingredientes:

- 1 cucharada de cebolleta seca

- 1 diente de ajo, picado

- Media taza de crema agria sin grasa

Para Untar:

- 1/2 de calabacín en rodajas

- 1 pimiento de cualquier color, en rodajas

Indicaciones:

1. Combinar todos los Ingredientes: de untar hasta mezclar bien.

2. Servir con las verduras para untar.

Bollos De Arándanos Y Vainilla

Ingredientes:

- 1   taza de stevia
- cucharaditas de extracto de vainilla, sin azúcar.
- 1/8   taza de frambuesas frescas
- 1 cucharada de aceite de oliva
- 11   taza de harina de almendra
- huevos orgánicos, batidos
- cucharaditas de polvo de hornear

Instrucciones:

1.   Encienda el horno, luego establezca su temperatura a 375 °F y deje que se precaliente.

2.   Tome un tazón grande, añada harina y huevos, añada el polvo de hornear, la stevia y la vainilla hasta que se mezclen y

luego añada las bayas hasta que se mezclen.

3. Coja una bandeja de hornear, engrásela con aceite, ponga la masa preparada con un cucharón de helado y hornee durante 10 minutos hasta que esté hecha.

4. Cuando termine, transfiera los bollos en un estante de alambre, enfríalos completamente y luego sírvalos.

Un Saludable Batido De Arándanos Y Coco

Ingredientes:

- 1 cucharadita de extracto de vainilla, sin azúcar.
- 28 oz de leche de coco, sin azúcar
- cucharadas de jugo de limón
- 1 taza de arándanos frescos

Instrucciones:

1. Añada las bayas en una licuadora o procesador de alimentos, luego añada el resto de los Ingredientes: y pulse durante 2 minutos hasta que esté suave y cremoso.
2. Divida el batido entre dos vasos y sirva.

Tacos De Desayuno De Aguacate Y Huevos

Ingredientes:

- cucharadas de mayonesa

- ramitas de cilantro

- de un aguacate, en rodajas

- Sal y pimienta negra recién cortada, a gusto.

- 1 cucharada de salsa de tabasco

- huevos orgánicos

- 1 cucharada de mantequilla sin sal

- tortillas bajas en carbohidratos

Instrucciones:

1. Coja un bol, rompa los huevos en él y bátalos bien hasta que estén suaves.

2. Coja una sartén, colóquela a fuego medio, añada mantequilla y cuando se derrita, vierta los huevos, esparcir uniformemente en la sartén y cocinar durante 4 o 5 minutos hasta que estén hechos.

3. Cuando termine, transfiera los huevos a un plato y déjelos a un lado hasta que sea necesario.

4. Añada las tortillas a la sartén, cocínelas de 2 a 3 minutos por cada lado hasta que se calienten, y luego páselas a un plato.

5. Monte los tacos y para ello, unte la mayonesa en el lado de cada tortilla, luego distribuya los huevos cocidos, y cubra con cilantro y aguacate en rodajas.

6. Sazonar con sal y pimienta negra, rociar con salsa tabasco y enrollar las tortillas.

7. Sirva inmediatamente o guarde en la nevera hasta 2 días, y que esté listo para comer.

Deliciosa Frittata Con Brie Y Tocino

Ingredientes:

- taza de crema pesada

- Sal y pimienta negra recién cortada, a gusto.

- oz de brie, en cubos

- 1 1   taza de agua

- 1 cucharada de aceite de oliva

- rebanadas de tocino

- huevos orgánicos, batidos

Instrucciones:

1.   Encienda la olla instantánea, inserte su olla interior, presione el botón de "saltear", y cuando esté caliente, añada las rebanadas de tocino y cocine de 5 a 7 minutos hasta que estén crujientes.

2. Luego, transfiera el tocino a un plato forrado con toallas de papel para escurrir la grasa y déjelo a un lado hasta que lo necesite.

3. Romper los huevos en un bol, añadir la crema, sazonar con sal y pimienta negra y batir hasta que se combinen.

4. Picar el tocino cocido, añadirlo a los huevos junto con el brie y remover hasta que se mezcle.

5. Coja una fuente de horno, engrásela con aceite, vierta la mezcla de huevos y esparcir uniformemente.

6. Vierta cuidadosamente agua en la olla instantánea, inserte un soporte de tréboles, coloque un plato para hornear sobre él, cierre con tapa, luego presione el botón "manual" y cocine la frittata durante 20 minutos a alta presión.

7. Cuando el temporizador suene, presione el botón de "cancelar", deje que la presión se libere naturalmente hasta que la válvula de presión caiga, luego abra la tapa y saque la bandeja de hornear.

8. Limpie la humedad de la parte superior de la frittata con una toalla de papel y deje que se enfríe completamente.

9. Para preparar la comida, corte la frittata en seis rodajas, luego coloque cada rodaja en una bolsa de plástico o un recipiente hermético y guárdela en el refrigerador hasta tres días o guárdela en el congelador hasta que esté lista para comer.

Impresionante Café Con Mantequilla

Ingredientes:

- 1 taza de agua
- 1 cucharada de aceite de coco
- 1 cucharada de mantequilla sin sal
- 2 cucharadas de café

Instrucciones:

1. Tome una pequeña cacerola, colóquela a fuego medio, vierta el agua y póngala a hervir.

2. Luego, agregue los Ingredientes: restantes, revuelva bien y cocine hasta que la mantequilla y el aceite se hayan derretido.

3. Retire la sartén del fuego, pase el café por un colador y sirva inmediatamente.

Vieiras De Tomillo Con Mantequilla

Ingredientes:

- 1 cucharada de aceite de oliva
- 1/8   lb vieiras de mar
- cucharadas de tomillo fresco picado
- Sal y pimienta negra recién cortada, a gusto.
- 1 cucharada de mantequilla sin sal, derretida

Instrucciones:

1.   Encienda el horno, luego establezca su temperatura a 390°F y deje que se precaliente.

2.   2.   Tome un gran tazón, agregue todos los Ingredientes: en él y mézclelos hasta que estén bien cubiertos.

3.   Tome un plato para hornear, engráselo con aceite, agregue la mezcla de vieiras

preparada en él y hornee por 5 minutos hasta que esté bien cocido.

4. Cuando esté listo, saque el plato para hornear, luego las vieiras se enfrían por 5 minutos y luego se sirven.

5. Para preparar la comida, transfiera las vieiras a un recipiente hermético y guárdelas en el refrigerador hasta dos días.

6. Cuando estén listos para comer, recaliente las vieiras en el microondas hasta que estén calientes y luego sírvalas.

Hongos Portobellos Con Queso Al Estilo De Caprese

Ingredientes:

- 1/2   taza de albahaca fresca

- cucharadas de aceite de oliva

- 1/2   taza de queso mozzarella rallado

- grandes tapas de hongos Portobello, sin branquias.

- tomates, cortados por la mitad

- Sal y pimienta negra recién cortada, a gusto.

Instrucciones:

1.   Encienda el horno, ponerlo a 400°F y deje que se precaliente.

2. Mientras tanto; prepare los champiñones; y para ello, úntelos con aceite de oliva y déjelos a un lado hasta que los necesite.

3. Coloque los tomates en un bol, sazone con sal y pimienta negra, añada la albahaca, rocee con aceite y revuelva hasta que se mezclen.

4. Distribuya el queso de manera uniforme en el fondo de cada sombrero de champiñón y luego cubra con la mezcla de tomate preparada.

5. Tome una hoja de horno, forrela con papel de aluminio, coloque los champiñones preparados sobre ella y hornee durante 15 minutos hasta que estén bien cocidos.

6. Sirva inmediatamente.

Tostadas De Caqui Con Crema De Queso

Ingredientes:

- cucharaditas de queso crema
- 1 cucharadita de miel
- rebanadas de pan integral
- 1 caqui

Instrucciones:

1. Tostar el pan en la tostadora. Debería conseguir rebanadas de pan de color marrón claro.

2. Después de esto, corte el caqui.

3. Esparcir el queso crema en el pan tostado y cubrirlo con rodajas de caqui.

4. Luego espolvoree con miel las tostadas.

Huevos Revueltos

Ingredientes:

- huevos
- Sal y pimienta negra, a gusto
- 1 cucharada de mantequilla

Instrucciones:

1. Combine los huevos, la sal y la pimienta negra en un tazón y mantengalos aparte.
2. Caliente la mantequilla en una sartén a fuego medio-bajo y añada lentamente los huevos batidos.
3. Revuelva los huevos continuamente en la sartén con la ayuda de un tenedor durante unos 4 minutos.
4. Poner en un plato y servir de inmediato.

5.   Puede refrigerar este revuelto durante unos 2 días para preparar la comida y reutilizarlo calentándolo en el microondas.

Combo De Verduras Con Tocino

Ingredientes:

- 1/2   taza de queso parmesano

- cucharada de mayonesa

- 1 cebollín, picado

- pimiento verde, sin semillas y picado

- rebanadas de tocino

Instrucciones:

1.   Precaliente el horno a 375 grados F y engrase una bandeja de hornear.

2.   Coloque las lonchas de tocino en la
        bandeja de hornear y cubra con
        mayonesa, pimientos, cebolletas y queso
        parmesano.

3.   Poner en el horno y hornear durante unos
        25 minutos.

1   4. Servir inmediatamente o refrigerar
        durante 2 días envuelto en una hoja de
        plástico para laIndicaciones: de la comida.

Tofu Con Setas

Ingredientes:

- cucharadas de mantequilla

- Sal y pimienta negra, a gusto

- cucharadas de queso parmesano, rallado

- 1 taza de champiñones frescos, picados finamente

- 1 bloque de tofu, prensado y cortado en trozos de 1 pulgada

Instrucciones:

1. Sazone el tofu con sal y pimienta negra.
2. Ponga la mantequilla y el tofu sazonado en una cacerola y cocine por unos 5 minutos.

3. Añada los champiñones y el queso parmesano y cocínelos otros 5 minutos, revolviendo de vez en cuando.

4. Sírvalo inmediatamente o refrigérelo durante unos 3 días envuelto en papel de aluminio para preparar la comida y pongalo en el microondas para volver a servirlo.

Ballet De Jamón Y Espinacas

Ingredientes:

- cucharaditas de crema

- 1/8   libra de espinacas frescas para bebés

- Jamón de 7 onzas, en lonchas

- Sal y pimienta negra, a gusto

- 1 cucharada de mantequilla sin sal, derretida

1. Instrucciones:
2. Precaliente el horno a 360 grados F. y engrase 2 recipientes con mantequilla.
3. Ponga la mantequilla y las espinacas en una sartén y cocínelas durante unos 3 minutos.
4. Añada las espinacas cocidas en las carretas y cubra con rebanadas de jamón, crema, sal y pimienta negra.

5. Hornee durante unos 25 minutos y sirva caliente.

6. Para preparar la comida, puede refrigerar este ballet de jamón y espinacas durante unos 3 días envuelto en papel de aluminio.

Soufflé De Perejil Cremoso

Ingredientes:

- huevos
- cucharadas de crema ligera
- cucharadas de perejil fresco, picado
- pimientos rojos frescos, picados
- Sal, a gusto

Instrucciones:

1. Precaliente el horno a 375 grados F y engrase 2 platos de soufflé.
2. Combine todos los Ingredientes: en un tazón y mézclelos bien.
3. Ponga la mezcla en platos de soufflé preparados y páselo al horno.
4. Cocine durante unos 6 minutos y sirva inmediatamente.

5. Para preparar la comida, puede refrigerar este cremoso soufflé de perejil en los contenedores cubiertos con papel de aluminio durante 2-3 días.

Paquete De Pescado Y Tomate

Ingredientes:

- cuatro filetes de fletán de 4 a 5 onzas, u otro pescado de carne firme

- cucharadas de jugo de limón

- sal y pimienta al gusto

- tazas de espinacas picadas

- tazas de tomates picados gruesos

- 1 cebolla picada

- 1 cucharada de ajo picado

- y un cuarto de taza de vinagre balsámico

- cucharadas de aceite de oliva virgen extra

- cucharadas de albahaca fresca picada

Indicaciones:

1. Construir un fuego medio-caliente en una parrilla de carbón o calentar una parrilla de gas a medio-alto. aceite de la rejilla.

2. Enjuague bien el pescado en agua fría y seque con palmaditas. colocar el pescado en un plato forrado de papel de aluminio. cepillar el jugo de limón sobre el pescado y sazonar con sal y pimienta.

3. Combine las espinacas, los tomates, la cebolla y el ajo en un tazón grande. añadir vinagre balsámico, aceite de oliva y albahaca y mezclar para combinar.

4. cuchara la mezcla de espinacas sobre el pescado y cubre el pescado con un segundo trozo de papel de aluminio. doblar y engarzar los bordes de la lámina para crear un paquete. deslice cuidadosamente el paquete fuera de la placa y en la parrilla.

5. Cubra la parrilla y cocine durante 15 minutos o hasta que el pescado esté cocido. servir caliente.

Camarones Fáciles Scampi Con Espaguetis

Ingredientes:

- y un cuarto de taza de chalotas cortadas en cubos

- cucharadas de jugo de limón fresco

- cucharadas de jerez seco

- cucharadas de perejil fresco picado

- sal y pimienta al gusto

- cucharadas de sustituto de mantequilla

- onzas de espaguetis de trigo integral

- cucharadas de aceite de oliva virgen extra

- libras de camarones crudos, pelados y desprendidos

- 1 cucharada de ajo picado

Indicaciones:

1. 1. Llevar una olla de agua salada a hervir y añadir los espaguetis. cocine de acuerdo con las Indicaciones: del paquete hasta que al dente, escurra y transfiera a un tazón grande. mantener el calor.

2. Calentar el aceite de oliva en una sartén grande a fuego medio. añadir los camarones y cocinar durante 3 minutos sin agitar. girar los camarones y cocinar durante 1 a 2 minutos en el otro lado hasta que estén cocidos. transferir los camarones a un tazón y mantener caliente.

3. revuelva el ajo y las chalotas en la sartén y cocine durante 30 segundos. añadir el jugo de limón, el jerez y el perejil. sazonar con sal y pimienta y remover bien.

4. Retirar del fuego y añadir los camarones cocidos y el sustituto de la mantequilla a

la sartén. reveste para cubrir los camarones y dejar reposar durante 2 minutos.

5. Divida los espaguetis entre seis platos y cuchares los camarones en la parte superior.

Pez Espada De Ajo Limón A La Parrilla

Ingredientes:

- cucharadas de jugo de limón

- cucharadas de aceite de oliva virgen extra

- 1 cucharada de ajo picado

- aceite vegetal para la rejilla

- cuatro filetes de pez espada de 6 onzas

- sal y pimienta al gusto

Indicaciones:

1. Construir un fuego caliente en una parrilla de carbón o calentar una parrilla de gas a alto. aceite de la rejilla.

2. Enjuague bien el pescado en agua fría y seque con palmaditas. sazonar con sal y pimienta.

3. mezcle el jugo de limón, el aceite de oliva y el ajo en un tazón pequeño.

4. Cepille la mezcla de limón a ambos lados del pescado y colóquela en la parrilla. cocinar durante 4 minutos en el primer lado. gire cuidadosamente el pescado y cepíllelo de nuevo con la mezcla de limón.

5. a la parrilla durante otros 4 minutos, o hasta que la carne se escama fácilmente con un tenedor. servir caliente.

Pollo Shawarma Pita Bolsillos

Ingredientes:

- y un cuarto de taza más 1 cucharada de yogur griego natural

- cucharadas de jugo de limón fresco

- 1 cucharadita de ajo picado

- 1 cucharada de tahini

- cuatro panes de pita de 6 pulgadas, cortados a la mitad transversalmente

- cucharadas de perejil fresco picado

- y un cuarto de cucharadita de jengibre molido

- y un cuarto de cucharadita de cilantro molido

- sal y pimienta al gusto

- 1 libra de pollo sin piel deshuesado, en rodajas finas

- 1 cucharada de aceite de oliva virgen extra

- y media taza de pepino cortado en cubos

- y media taza de tomate cortado en cubos

- y un cuarto de taza de cebolla roja en rodajas finas

Indicaciones:

1. mezclar un cuarto de taza del yogur, 1 cucharada de jugo de limón, ajo y tahini en un bol pequeño. esparcir la mezcla uniformemente dentro de cada una de las mitades de la pita, y dejar a un lado.

2. Revuelva el perejil, el jengibre, el cilantro, la sal, la pimienta y la 1 cucharada restante de yogur y jugo de limón en un tazón medio poco profundo. añadir el pollo y reveste para cubrir.

3. Calentar el aceite en una sartén a fuego medio-alto. agregue el pollo y cocine durante 6 a 8 minutos, revolviendo, hasta que esté bien cocido.

4. Cuchara el pollo en las mitades de la pita y cubra con pepino, tomate y cebolla roja. servir de inmediato.

Pollo Balsámico Con Pimientos

Ingredientes:

- y un cuarto de taza de aceite de oliva virgen extra

- y un cuarto de taza de caldo de pollo

- 1 cucharada de ajo picado

- 1 cucharada de albahaca seca

- 1 cucharadita de tomillo seco

- mitades de pechuga de pollo deshuesada

- pimientos rojos en rodajas

- 1 pimiento verde, en rodajas

- 1 pimiento amarillo, en rodajas

- 1 cebolla en rodajas

- y una tercera taza de vinagre balsámico

- sal y pimienta al gusto

Indicaciones:

1. precalentar el horno a 375 grados fahrenheit .
2. Combine los pimientos y las cebollas en un tazón grande. en un bol pequeño, mezcle el vinagre balsámico, el aceite de oliva, el caldo de pollo, el ajo, la albahaca y el tomillo. verter sobre los pimientos y cebollas y latienta bien.
3. Coloque las pechugas de pollo en una bandeja para hornear engrasada y sazone con sal y pimienta. esparcir la mezcla de pimienta y cebolla sobre las tapas, y cubrir libremente con papel de aluminio.
4. Hornee durante 15 minutos, o hasta que el pollo esté cocido y los pimientos estén tiernos. servir caliente.

Pollo A La Parrilla De Mostaza De Miel

Ingredientes:

- 1 cucharadita de ajo picado
- mitades de pechuga de pollo deshuesada
- sal y pimienta al gusto
- aceite vegetal para la rejilla
- y un cuarto de taza de mostaza de miel
- y un cuarto de taza de vinagre balsámico
- cucharadas de aceite de oliva virgen extra

Indicaciones:

1. mezcle la mostaza de miel, el vinagre balsámico, el aceite de oliva y el ajo en un tazón pequeño.
2. sazonar el pollo con sal y pimienta y colocar en un plato poco profundo. verter el adobo sobre el pollo y girar una vez para cubrir. si

tienes tiempo, refrigerar durante 1 a 2 horas para darle al pollo un buen baño en el adobo.

3. Construir un fuego medio-caliente en una parrilla de carbón o calentar una parrilla de gas a medio-alto. aceite de la rejilla.

4. Coloque las pechugas de pollo en la parrilla y cocine durante 5 minutos a cada lado, o hasta que estén cocidas. dejar reposar durante 5 minutos antes de cortar y servir.

Salchichas Rellenos De Tomates

Ingredientes:

- y media taza de cebolla roja cortada en cubos

- 1 cucharada de ajo picado

- sal y pimienta al gusto

- 1 cucharadita de condimento italiano

- tomates

- y media taza de queso de cabra desmenuzado

- onzas de salchicha italiana molida

- 1 taza de arroz integral cocido

- 1 cucharada y media de aceite de oliva virgen extra

Indicaciones:

1. precalentar el horno a 375 grados fahrenheit .

2. Calentar una sartén a fuego medio-alto y añadir la salchicha. cocinar, rompiéndolo con una cuchara, hasta que se dore y se cocine, por unos 5 minutos. retirar de la sartén y transferir a un tazón mediano. añadir el arroz y reservar.

3. después de drenar la grasa de la sartén, caliente el aceite de oliva. añadir la cebolla y el ajo y cocinar a fuego medio-alto hasta que estén tiernos, por unos 5 minutos. mezclar esto en la mezcla de salchichas y sazonar con sal, pimienta y condimento italiano.

4. Cortar las tapas de los tomates y retirar cuidadosamente la pulpa y las semillas para vaciarlos. colocar los tomates en un plato de hornear de vidrio y rellenar la mezcla de salchichas en los tomates. espolvorear queso de cabra en la parte superior.

5. Vierta aproximadamente 1 pulgada de agua hirviendo en el plato alrededor de los tomates. cubra holgadamente con papel de aluminio y hornee durante 15 minutos, o hasta que el relleno esté caliente. servir de inmediato.

Sopa Mediterránea Y Recetas De Estofado

Sopa De Perejil Leeky

Ingredientes:

- 4 tazas de agua

- 4 tazas de caldo de verduras o pollo con bajo contenido de sodio o 4 tazas de agua

- 4 cebollas verdes (alrededor de 3 pulgadas de partes verdes y partes blancas), picadas

- 1 calabacín mediano sin pelar, rallado con un rallador

- 2 cucharadas de sal

- 1 cucharada de aceite de oliva

- 1 manojo de perejil fresco de hoja plana, tallos picados, hojas de perejil reservadas para decorar

- 2 puerros grandes o 3 medianos, partes de color verde pálido y blanco picadas

Indicaciones

1. añadir aceite a una olla grande a fuego medio-alto.
2. añadir el perejil y los puerros al aceite y cocinar, revolviendo continuamente durante unos 5 minutos o hasta que los puerros se vuelvan de color claro.
3. añadir caldo o agua, cebollas verdes y calabacín y poner la mezcla a ebullición.
4. bajar el fuego a medio y cocer a fuego lento durante unos 10 minutos.
5. retirar del fuego y enfriar la sopa durante unos 10 minutos.
6. servir caliente, adornado con hojas de perejil.

Sabrosa Sopa De Lentejas

Ingredientes:

- 1 zanahoria picada

- y un cuarto de cucharada de orégano seco

- y un cuarto de cucharada de romero seco

- 2 hojas de laurel, secas

- 1 cucharada de pasta de tomate

- 1 cucharada de vinagre de vino tinto

- 1 taza y media de lentejas marrones

- y un cuarto de taza de aceite de oliva

- 1 cebolla grande, picada

- 2 dientes de ajo, prensados

Indicaciones

1. vierta las lentejas en una cacerola grande y cúbralas con agua.

2. colocar a fuego medio y poner a hervir; cocinar durante 10 – 20 minutos y escurrir en un colador.

3. Limpie la cacerola y vierta el aceite de oliva y lleve a fuego medio.

4. añadir las cebollas y el ajo y cocinar hasta que las cebollas estén blandas, luego añadir las zanahorias y cocinar durante otros 5 minutos.

5. verter las lentejas y 1 taza y media de agua, orégano, romero y hojas de laurel.

6. Una vez que la sartén hierva, reduzca el fuego y cocine a fuego lento durante 10 minutos.

7. añadir la pasta de tomate y continuar cociendo a fuego lento hasta que las lentejas se ablanden durante unos 30 minutos revolviendo.

8. añadir agua para obtener la consistencia de la sopa que te gusta.
9. rocíe con el vinagre al gusto.

Sopa De Cebada Vegetariana

Ingredientes:

- 1 cucharada. ajo en polvo

- 1 cucharada de salsa worcestershire

- 1 cucharada de pimentón

- 1 cucharada de curry en polvo

- y media cucharada de pimienta negra molida

- 1 cucharada de sal marina

- Caldo de verduras de 2 cuartos

- 2 tallos de apio picados

- 2 zanahorias grandes, picadas

- 1 taza de cebada

- 1 lata (15 onzas) de garbanzos, escurridos

- 1 calabacín picado

- 1 (14.5 onzas) de tomates con jugo

- 1 cebolla picada

- 3 hojas de laurel

- 1 cucharada de perejil seco

- 1 cucharada de azúcar blanca

Indicaciones:

1. añadir caldo a una olla grande a fuego medio.

2. mezclar el apio, las zanahorias, la cebada, los garbanzos, el calabacín, los tomates, la cebolla, las hojas de laurel, el perejil, el azúcar, el ajo en polvo, la salsa worcestershire, el pimentón, el curry en polvo, la sal marina y la pimienta.

3. llevar la mezcla a una ebullición suave; cubrir y bajar el calor a medio bajo.

4. cocine durante unos 90 minutos o hasta que la sopa esté espesa.

5. deseche las hojas de laurel y sirva calientes.

Sopa De Garbanzos

Ingredientes:

- 2 cbanones de latas (15 oz.), enjuagados, escurridos

- y un cuarto de taza de jugo de limón recién exprimido

- y media taza de perejil picado

- 1 hoja de laurel

- 1 tsp. de sal marina

- aceite de especias marroquí

- 1 cucharada de aceite de oliva virgen extra

- 4 dientes de ajo picados

- 1 taza de cebolla cortada en cubos

Indicaciones

1. calentar el aceite de oliva virgen extra en una cacerola mediana a fuego medio; añadir el ajo y la cebolla y saltear, revolviendo, durante unos 10 minutos o hasta que comience a dorarse.

2. añadir 4 tazas de agua, garbanzos, perejil y hoja de laurel; remover y llevar a ebullición suave, cubierto.

3. Reduzca el fuego y cocine a fuego lento durante unos 15 minutos.

4. mezclar la sal marina y desechar la hoja de laurel.

5. en tandas, puré la sopa en un procesador de alimentos hasta que quede muy suave y cremosa.

6. devuelva la sopa puré a la sartén y revuelva el jugo de limón.

7. Córte la sopa en cuencos y rocíe con media cucharadita de aceite de especias marroquíes y espolvoree con perejil.
8. ¡Disfruta!

Sopa De Frijol De Lenteja Roja

Ingredientes:

- 8 tazas de caldo de pollo

- 2 tomates maduros, en cubos

- 1 cucharada de comino molido

- sal marina

- pimienta negra

- 2 tazas de espinacas frescas

- 2 tazas de frijoles de lentejas rojas secas, enjuagadas

- 2 cucharadas de aceite de oliva virgen extra, además de más para la llovizna

- 2 cebollas grandes, cortadas en cubos

- 1 - 2 zanahorias finamente picadas

Indicaciones

1. remojar las lentejas durante al menos 2 horas.

2. en una olla a fuego medio-alto, hierva las lentejas hasta que estén casi cocidas.

3. en una olla de sopa, caliente el aceite de oliva virgen extra a fuego medio; añadir cebollas y zanahorias cortadas en cubos y saltear durante unos 4 minutos o hasta que estén tiernas.

4. añadir caldo, tomates, comino, sal marina y pimienta y cocine a fuego lento durante unos 40 minutos o hasta que las lentejas estén tiernas.

5. mezclar las espinacas hasta que se marchiten y rocíe con aceite de oliva virgen extra justo antes de servir.

Sabroso Gazpacho

Ingredientes:

- un cuarto de taza de pan, roto

- 9 cucharadas de aceite de oliva virgen extra

- 1 diente de ajo picado

- 2 cucharaditas de vinagre de jerez

- sal y pimienta negra al gusto

- 1 cucharada de cilantro picado

- una pizca de comino, molido

- medio pimiento verde, picado

- medio pimiento rojo, picado

- 1 y tres cuartos de libras de tomates, picados

Indicaciones:

1. en la licuadora, mezcle los pimientos verdes y rojos con tomates, sal, pimienta, 6 cucharadas de aceite, vinagre, ajo y comino y pulse bien durante 5 minutos.
2. Guarde esto en la nevera durante 1 hora.
3. Mientras tanto, calentar una sartén con el resto del aceite a fuego medio-alto añadir trozos de pan, cocinar durante 1 minuto y transferirlos a toallas de papel.
4. Divida la sopa fría en cuencos, cubra con cubos de pan y cilantro y sirva.
5. disfrutar!

Sopa De Garbanzos Y Col Rizada

Ingredientes:

- 1 cebolla amarilla picada

- 1 zanahoria picada

- 30 onzas de garbanzos enlatados, escurridos

- 14 onzas de tomates enlatados, picados

- 1 hoja de laurel

- 3 ramitas de romero

- 4 tazas de caldo vegetal

- 1 manojo de col rizada, hojas desgarradas

- sal y pimienta negra al gusto

- 3 cucharadas de aceite de oliva

- 1 tallo de apio picado

Indicaciones:

1. en un tazón, mezcle la col rizada con 1 cucharada y media de aceite, sal y pimienta y reveste para cubrir.

2. esparcir esto en una bandeja de hornear forrada, introducir en el horno a 425 grados fahrenheit, hornear durante 12 minutos, sacar del horno y dejar a un lado por ahora.

3. Calentar una olla con el resto del aceite a fuego medio-alto, añadir la zanahoria, el apio, la cebolla, un poco de sal y pimienta, remover y cocinar durante 5 minutos.

4. Agregue los tomates y los garbanzos, revuelva y cocine durante 1 minuto.

5. agregue la hoja de laurel y el romero, el caldo y más sal si es necesario, revuelva y cocine a fuego lento durante 20 minutos.

6. Deseche el romero y la hoja de laurel, puré con su licuadora y divídalo en cuencos de sopa.

7. cubra con col rizada asada y sirva.

8. disfrutar!

Deliciosa Bouillabaisse

Ingredientes:

- sal y pimienta blanca al gusto

- 2 dientes de ajo picados

- 2 cucharadas de aceite de oliva

- 1 bulbo de hinojo, cortado en rodajas

- 1 cebolla amarilla picada

- 1 pellizco de azafrán, empapado en un poco de jugo de naranja durante 10 minutos y escurrido

- 14 onzas de tomates enlatados, pelados

- 1 tira de ralladura naranja

- 6 tazas de caldo de mariscos

- 10 filete de fletán, cortado en trozos grandes

- 20 camarones pelados y desprendidos

- 1 manojo de perejil, picado

Indicaciones:

1. Calentar una olla con el aceite a fuego medio-alto, añadir la cebolla, el ajo y el hinojo, mezclar y cocinar durante 10 minutos.

2. Agregue el azafrán, los tomates, la ralladura de naranja y caldo, revuelva, ponga a hervir y cocine a fuego lento durante 20 minutos.

3. Reducir el fuego a medio-bajo, añadir trozos de pescado, remover y cocinar durante 2 minutos.

4. Agregue los camarones y cocine a fuego lento durante 4 minutos más.

5. espolvorea perejil, sal y pimienta, divídelo en cuencos y sirve.

6. disfrutar!

Saludable Collars Greens Sopa

Ingredientes:

- 2 tazas de caldo de verduras

- Verdes de cuello crudo de 1 libra y media (tallo retirado y hojas cortadas aproximadamente)

- 4 tomates cherry

- y medio tomillo fresco, finamente picado

- 1 cucharada de romero fresco

- 2 cucharadas de aceite de oliva

- 1 cebolla grande finamente picada

- 1 patata grande, cortada en cubos

- 2 hojas de laurel

- 6 tazas de agua

- sal y pimienta al gusto

Indicaciones:

1. Caliente el aceite en una olla grande a fuego medio-fuerte.

2. Saltee la cebolla con una pizca de sal durante 2 a 3 minutos.

3. Agregue la patata, las hojas de laurel, el caldo de verduras y el agua.

4. Poner la mezcla a ebullición y reducir el calor.

5. cubra y cocine hasta que las papas estén muy tiernas, alrededor de 10 -12 minutos.

6. Deseche las hojas de laurel.

7. Cocine a fuego lento y agregue las verduras de cuello, romero, tomillo y tomates.

8. cocine hasta que las verduras con cuello se marchiten, aproximadamente de 2 a 4 minutos.

9. servir caliente.

Hamburguesas De Berenjenas Y Aceitunas Con Hierbas

Ingredientes:

- 1 huevo grande

- 4 cucharadas de semillas de lino molido

- 4 cucharadas de aceitunas negras en rodajas

- 4 dientes de ajo, machacados

- 4 cucharadas de levadura nutricional

- sal marina y pimienta molida, al gusto

- aceite, para freír

- agua para lino molido

- 1 berenjena grande (o 2 pequeñas)

- 1 cebolla verde cortada en cubos

- 1 manojo de perejil, picado

Indicaciones:

1. En un tazón, mezcle el lino molido y el agua.

2. reservar durante 5-10 minutos para espesar.

3. Cortar la berenjena por la mitad y sacar la pulpa. cortarlo y ponerlo en el tazón.

1. 4. Añadir el resto de los Ingredientes: (excepto el aceite).

4. amasar con la mano hasta que quede pegajosa y fácil de moldear.

5. hacer empanadas, y freír en una sartén unos 2 minutos a cada lado.

6. servir.

Bares Caseros De Chía Y Energía De Limón

Ingredientes:

- 1 taza de albaricoques secos

- 3 cucharadas de jugo de limón

- 1 puñado de semillas de chía (opcional)

- 5 madjool fechas finamente picadas

- 1 taza de nueces molidas

- 1 taza de ciruelas pasas deshuesadas

Indicaciones:

1. 1. Agregue todos los Ingredientes: en la licuadora de alta velocidad y mezcle hasta que se combinen bien.

2. Cuando se forme una masa, retire la mezcla de la licuadora.

3. hacer una barra, línea sobre plater forrado con papel pergamino y refrigerar durante varias horas.

Pan De Maíz Rústico

Ingredientes:

- 1 cucharada de bicarbonato de sodio

- 1 cucharada de vinagre de sidra de manzana

- pizca de sal

- y tres cuartos de taza de aceite de oliva

- 2 tazas y media de harina de maíz

- 1 taza de maíz congelado

- 1 zanahoria grande, en rodajas

- 1 taza de leche

Indicaciones:

1. precalentar el horno a 400 f/200 c.
2. engrase un plato de hornear con aceite de oliva.

3. Hierva el maíz y la zanahoria en agua salada durante 15 minutos.

4. Enjuague y deje en colador.

5. Coloque el maíz y las zanahorias en un tazón de mezcla junto con todos los Ingredientes: restantes.

1. 6. mezclar hasta que todos los Ingredientes: se combinen bien.

6. Vierta la masa en un plato de hornear preparado.

7. hornee durante unos 20 a 25 minutos o hasta que el palillo insertado salga limpio.

Sopa De Puerro Y Zanahoria Con Cacahuetes Asados

Ingredientes:

- 2 cucharadas de aceite de oliva

- sal y pimienta al gusto

- 4 tazas de agua

- piñones tostados (opcional)

- 4 zanahorias grandes en rodajas

- 4 puerros (solo parte blanca)

- 2 cebolletas

Indicaciones:

1. Cortar los puerros, pelar las zanahorias y cortarlas en trozos grandes. pelar el puerro y cortar en cuatro cuñas.

2. En una sartén, agregue el aceite de oliva y saltee las zanahorias y las cebollas verdes.

3. Añadir el puerro y saltear durante 5 a 6 minutos.

4. Agregue agua fría para cubrir las verduras y hierva.

5. cuando empiece a hervir, baje el fuego y cocine durante unos 20 minutos o hasta que las verduras estén tiernas.

6. Coloque la mezcla en una licuadora y mezcle hasta que quede suave.

7. Pruebe y ajuste la sal y la pimienta.

8. servir con piñones tostados.

Ensalada De Lentejas, Pepino Y Pistachos

Ingredientes:

- y un cuarto de taza de pistachos

- 3 cucharadas de aceite de oliva

- 2 cucharadas de vinagre de sidra de manzana

- sal marina

- 9 onzas de lentejas verdes cocidas

- 2 tomates

- 1 pepino en rodajas

Indicaciones:

1. Pelar el pepino en rodajas finas con una mandolina.
2. Lave los tomates y los cortes en cubos.
3. Agregue pistachos picados.

4. en un tazón, batir el aceite de oliva, el vinagre y la sal.

5. añadir en lentejas, tomate cortado en cubos, tiras de pepino y pistachos.

6. revuelva y refrigere 30 minutos.

7. servir.

Sopa De Champiñones Bajas En Calorías

Ingredientes:

- 1 pimiento, finamente picado, sin semillas

- y media libra de champiñones frescos

- 2 cucharadas de hongos funghi secos

- 2 cucharadas de vino blanco seco

- 3 dientes de ajo, ligeramente triturados

- 1 cebolla, finamente picada

- aceite de oliva

- 2 tazas de caldo de verduras

- 2 cucharadas de eneldo fresco (picado)

- 2 cucharadas de tomillo fresco picado

- hojas frescas de menta

- sal y pimienta al gusto

Indicaciones:

1. Coloque los champiñones en una cacerola con agua.
2. hervir durante 15-20 minutos.
3. cuando esté listo, colar los hongos y reservar.
4. Calentar el aceite de oliva en una sartén.
5. sofríe el ajo, la cebolla y la pimienta negra y hasta que se ablanden. añadir el eneldo y el tomillo.
6. verter el vino blanco y el caldo; añadir los champiñones y remover.
7. Ajuste la sal y la pimienta y hierva durante 10 minutos.
8. servir inmediatamente.

Sopa De Crema Vegetal Ligera

Ingredientes:

- 2 calabacín (medio)
- 3 onzas y media de papa
- 3 tazas de agua
- una pizca de nuez moscada
- sal y pimienta molida al gusto
- 4 onzas de puerros picados
- 4 cucharadas de aceite de oliva
- 3 onzas y media de frijoles frescos
- 3 onzas y media de hojas de espinaca frescas

Instrucción

1. Cortar los puerros en trozos y sofríe en una sartén a fuego lento durante 5 minutos.
2. Cortar los frijoles en tres trozos y cortar el calabacín en cubos.

3. Agregue las verduras en la sartén y sofríe el fuerte cinco minutos a fuego lento.

4. Lave y corte las hojas de espinacas y cocine 5 minutos con las otras verduras.

5. pelar y cortar las patatas en cubos y añadir a las verduras; añadir la nuez moscada, condimentos, agua y cocinar todos juntos durante 20 minutos.

6. Vierta la sopa en una licuadora y pulse hasta que quede suave.

7. servir.

Empanadas De Tomate Cretenses

Ingredientes:

- 1 cucharada de perejil fresco, picado
- y medio orégano tsp
- y un cuarto de cucharadita de canela
- hojas frescas de menta, picadas
- sal y pimienta negra rallada fresca
- 3 lbs. tomates pelados y picados
- 1 taza de harina para todo uso
- 1 cucharada de bicarbonato de sodio
- y media taza de cebollinos frescos, picados

Indicaciones:

1. en un tazón, agregue los tomates picados, la harina, los cebollinos finamente picados, una cucharada de perejil, 2. orégano, canela molida, hojas frescas de menta y sal y pimienta.

2. 3. revuelva hasta que todos los Ingredientes: se combinen bien.

3. Calentar el aceite de oliva en una sartén grande a fuego medio-fuerte.

4. Tome una cucharada pequeña de la masa y colóquela en un aceite caliente.

5. freír durante aproximadamente 1 -2 minutos a cada lado.

6. Retire las empanadas de la sartén y séquelas en una toalla de cocina.

7. servir caliente.

Sopa De Verdure Mediterránea

Ingredientes:

- 2 zanahorias medianas en rodajas

- 1 taza y media de tomates frescos rallados

- 2 cucharadas de aceite de oliva

- y un cuarto de taza de vino blanco (opcional)

- 4 tazas de caldo de verduras

- sal y pimienta recién molida al gusto

- 1 cebolla finamente picada

- y un tercio de libra de col rizada fresca picada

- y un tercio de las espinacas frescas finamente picadas

Indicaciones:

1. Calentar el aceite de oliva en una olla y saltear
2. Añadir col rizada, espinacas, zanahorias picadas y saltear durante 2-3 minutos.
3. Agregue los tomates rallados y cocine a fuego lento durante 2 a 3 minutos revolviendo ocasionalmente.
4. vierta el vino blanco y revuelva durante dos minutos.
5. vierta el caldo de verduras, revuelva y cubra; cocinar durante 25 minutos a fuego medio.
6. Pruebe y ajuste los condimentos si es necesario.
7. servir caliente.

Hamburguesas Vegetarianas

Ingredientes:

- 1/3 taza de pimiento rojo picado
- 1/2   de tazas de aceitunas picadas
- 1/3 taza de avena de cocción rápida
- cucharadas de perejil picado
- Sal y pimienta a gusto
- 1 taza de papa hervida cortadita en trozos
- 2/3 tazas de garbanzos pisados
- taza de kale picada

Indicaciones:

1. Cocine la papa en agua hervida hasta que esté blanda. Precalentar el honro a 400 F.

2. En un recipiente combine las papas y todos
    los Ingredientes: .
3. Mezcle bien con las manos y arme las
    hamburguesas
4. Coloque las hamburguesas en una fuente para
    horno y cocine por unos 20 minutos de ambos
    lados o a su gusto

Sándwich Tostado De Vegetales

Ingredientes:

- cucharadas de aceite de oliva

- hongos portobello cortado en rodajas

- dientes de ajos picados

- cucharadas de mayonesa

- Pan para armar los sándwiches

- berenjena cortada en tiritas

- pimientos rojos

Indicaciones:

1. Precalentar el honro a 400 F (200 C)

2. Coloque en una fuente para horno las berenjenas y los ajíes cortados y rociados con aceite de oliva y cocine por unos 25 minutos

3. En una sartén coloque 1 cucharada de aceite de oliva y sofría los hongos portobello

4. Arme los sándwich con el pan untando las rodajas con mayonesa y el ajo picado.

Ensalada De Pasta

Ingredientes:

- 1 diente de ajo picado

- Sal y pimienta a gusto

- 1 taza de tomates cherry

- 1 ají verde picado

- 1 taza de zanahorias cortaditas en trocitos , hervidas

- taza de aceitunas negras

- 1/2   taza de albahaca fresca

- tazas de Rotini de trigo integral

- taza de mayonesa

- 1/2   taza de yogurt natural

- cucharadas de aceite de oliva

- 1 cucharada de vinagre o jugo de limón

Indicaciones:

1. Cocine la pasta y drene el agua. Coloque la pasta en un recipiente
2. Bata la mayonesa con el yogurt , el jugo de limón y sal y pimienta a gusto .
3. Mezcle esta mezcla con la pasta e incorpore el resto de los Ingredientes:
4. Cubra el recipiente y refrigere por 1 día

Pescado A La Cacerola

Ingredientes:

- tazas de col rizada

- taza de agua

- cucharaditas de orégano

- 1 taza de aceitunas negras cortadas por la mitad sin carozo

- kilo de pescado bacalao cortado en 4 porciones

- Sal y pimienta a gusto

- cucharadas de aceite de olive

- cebolla picada

- diente de ajo picado

- 1 tomate cortado en cuadraditos

Indicaciones:

1. En una sartén a fuego moderado cocine la cebolla, el ajo y el aceite de oliva por unos minutos. Condimente con sal y pimienta. Agregue l tomate, el col rizado y el agua. Mezcle bien y luego agregue el orégano y las aceitunas

2. Prepare el pescado en otra fuente a gusto

1   3. Coloque el pescado en la sartén con el resto de los Ingredientes: y cocine por unos 10 minutos

3. Agregue un poco más de orégano y un poquito de aceite de oliva

4. Sirva inmediatamente

Ensalada Griega De Quínoa

Ingredientes:

- taza de pepino cortado en cuadraditos

- 1/2   taza de cebolla picada

- cucharadas de aceitunas negras

- 1 cucharada de perejil picado

- cucharadas de aceite d oliva

- cucharadas de jugo de limón

- Sal y pimienta a gusto

- tazas de agua

- taza de quínoa

- taza de col rizada

- taza de tomates cherry

Indicaciones:

1. Coloque el agua y la quínoa en una fuente y cocine hasta que hierva. Baje el fuego a mínimo y cocine hasta que el agua sea absorbida por la quínoa.

2. 2. Coloque el resto de los Ingredientes: en un recipiente, agregue la quínoa

3. Sirva inmediatamente con el queso feta

Pollo Con Tomate Y Hierbas

Ingredientes:

- pimiento rojo picado

- calabacín cordado en rodajas

- taza de caldo de verduras

- 650 gramos de pechuga de pollo cortada en trocitos

- 200 gramos de tomate cortado en cuadraditos

Indicaciones:

1 Precalentar el horno a 190 C
2 Colocar el pollo en una sartén para horno y sazonar con sal y pimienta a gusto
3 Agregar todos los Ingredientes: en al fuente incluyendo el caldo de verduras
4 Cocinar por una hora

5   Servir con una porción de arroz

Pasta Mediterránea

Ingredientes:

- 650 gramos de pasta de cabello de ángel

- 1/2   taza de albahaca fresca

- lata de corazones de alcachofa drenado

- taza de aceitunas negras

- taza de queso feta en cuadraditos

- taza de crema

- cucharadas de orégano seco

- 650 gramos de pechuga de pollo cortada en trocitos

- cucharadas de aceite de oliva

- taza de tomates en rodajas

- dientes de ajo picados

- Sal y pimienta a gusto

Indicaciones:

1   Cocinar la pasta al dente

2   Colocar el aceite de oliva en una sartén a fuego moderado

3   Agregar el pollo y cocinar bien. Agregar el tomate , el ajo y revolver bien.

4   Incorporar la albahaca, la alcachofa, las aceitunas y el queso y cocinar por 2 minutos

5   Colar la pasta y verterla en la sartén con todos los Ingredientes: . Sazonar con el orégano , la sal y la pimienta y servir

Ravioles Y Sopa De Vegetales

Ingredientes:

- 1 cucharada de albahaca

- Ravioles de verdura para 4 porciones

- tazas de zapallos largos cortados en rodajas

- Sal y pimienta a gusto

- 1 cucharada de aceite de oliva

- tomates hechos puré

- taza de caldo de verduras

Indicaciones:

1. Cocinar los ravioles a gusto
2. En una sartén profunda a fuego moderado agregar el aceite de oliva y sofreir los zapallos por unos minutos

3. Incorporar los tomates, la albahca y el caldo de verduras y cocinar por unos 5 minutos
4. Agregar los ravioles , mezclar lentamente y cocinar por 1 minuto mas

Ensalada De Pollo Al Pesto

Ingredientes:

- 1 cucharadas de aceite de oliva

- 1 cucharadas de vinagre roja

- Sal y pimienta a gusto

- 1 tomate

- tazas de lechuga

- kilo de pechugas de pollo cortadas en tiritas

- 1/2   taza de pesto

- 1/2   taza de mayonesa

- 1 cucharadas de cebolla picada

Indicaciones:

2   Cocine el pollo a gusto, puede hacerlo al
   horno o hervido

3   Coloque el pollo cortado en trocitos en un recipiente

4   Combine en otro recipiente la mayonesa con la cebolla

5   Agregue el pollo y mezcle

6   Bata el aceite de oliva, la vinagre y la sal y pimienta a gusto, agregue la lechuga cortada en trocitos y los tomates cortados en cubitos

7   Coloque esta mezcla en 4 platos y encima coloque el pollo

8   Sirva

Pescado Griego

Ingredientes:

- 2 bulbo de hinojo cortado en trocitos

- 1 dientes de ajo picado

- 1 taza de tomate cortado en trocitos

- lata de garbanzos drenado

- 1 cucharadas de hojas de laurel

- 2 cucharadas de aceite de oliva

- 4 filetes de pescado (a gusto)

- 1 Sal y pimienta a gusto

Indicaciones:

1. Cocinar los filetes de pescados en una sartén a fuego moderado con el aceite de oliva

2. 2. Retirar los filetes y colocarlos en un plato. En el mismo aceite sofreír el hinojo por unos 8 minutos , agregar el ajo, los tomates, 1 taza de agua, los garbanzos el orégano y cocine hasta que el agua hierva.

3. Reducir el fuego , agregar los filetes de pescado y cocinar por unos 15 minutos mas

Pescado Al Horno Mediterráneo Con Tomates Y Alcaparras

Ingredientes:

- Cilantro molido - 1 1   tsp.

- 1 cdta. de pimentón español dulce natural

- cdta. de comino orgánico molido

- Pimienta de Cayena - 1   tsp.

- Alcaparras - 1 1   cda.

- Sal y pimienta

  - Pasas doradas - 1/3 de taza

- Aceite de oliva extra virgen - 1/3 taza

- Cebolla roja pequeña - 1, finamente picada

- Tomates grandes - 2, cortados en cubos

- Ajo - 10 dientes, picados

- Filete de pescado blanco - 1 1   lb.

- Jugo de 1   limón

- Cáscara de 1 limón

- Perejil fresco

Indicaciones:

1. Caliente el aceite de oliva a fuego medio en una cacerola.

2. Agregue las cebollas y sofría hasta que estén doradas, aproximadamente 3 minutos.

3. Agregue las pasas, alcaparras, pimienta, sal, especias, ajo y tomates.

4. Deje hervir, baje el fuego y cocine a fuego lento por 15 minutos más o menos.

5. Caliente el horno a 400F.

6. Sazone el pescado con sal y pimienta por ambos lados.

1. 7. En el fondo de una fuente para hornear 9 1/2″ x 13″, vierta 1   de la salsa de tomate cocida.

7. Colocar el pescado encima, añadir el zumo de limón y bromear. Cubra con el resto de la salsa de tomate.

8. Hornee a 400°F durante 15 a 18 minutos, o hasta que el pescado esté cocido.

9. Retirar del fuego y decorar con perejil.

10. Servir.

Berenjena A La Brasa Al Estilo Griego

Ingredientes:

- Orégano seco - 1 cdta.

- Canela molida - 1/8 tsp.

- Cúrcuma orgánica molida - 1 tsp.

- Pimienta negra - 1 tsp.

- Tomate picado - 1 lata (28 onzas)

- Garbanzos - 2 latas (15 onzas), reservar el líquido

- Perejil y menta para adornar

- Berenjena - 1.5 lb. cortada en cubos

- Sal

- Aceite de oliva extra virgen - 1/2 taza, y más si es necesario

- Cebolla amarilla - 1 grande, picada

- Pimiento verde - 1, sin corazón y cortado en cubitos

- Zanahoria - 1, picada

- Ajo - 6 dientes, picados

- Hojas de laurel - 2

- Pimentón dulce - 1 a 1 1   tsp.

- cdta. de cilantro molido

Indicaciones:

1.   Caliente el horno a 400F.

2.   Sazonar los cubos de berenjena con sal y colocarlos en un colador durante 20 minutos. Luego enjuague con agua y seque con palmaditas.

3.   Caliente la taza de aceite de oliva en un recipiente grande.

4. Agregue la zanahoria, los pimientos y las cebollas.

5. Saltear durante 2 a 3 minutos.

6. Luego agregue sal, especias, laurel y ajo. Saltear durante 1 minuto.

7. Agregue los garbanzos con el líquido, el tomate y la berenjena. Revuelva para combinar.

8. Llevar a ebullición durante 10 minutos más o menos. Revuelva a menudo.

9. Luego remueva de la estufa y transfiera al horno.

10. Cocine en el horno sin tapar hasta que la berenjena esté completamente cocida, aproximadamente 45 minutos. Compruebe una vez durante la cocción si se necesita más líquido.

11. Retirar del horno y rociar con aceite de oliva.

12. Adorne con hierbas y sirva.

Cazuela De Patatas A La Egipcia

Ingredientes:

Para La Salsa De Carne

- Carne de res molida magra orgánica - 1 lb.

- Pimienta inglesa molida - 1 1   tsp.

- Cilantro - 1 1   tsp.

- Pimentón dulce - 1   tsp.

- Sal y pimienta

- Tomate pelado - 1 lata (28 onzas)

- Agua - 1   taza

- Aceite de oliva extra virgen - 2 cdas.

- Cebolla amarilla picada - 1 taza

- Ajo - 3 dientes, picados

Para Las Patatas

- Sal y pimienta

- Pimienta de Jamaica - 1/8   tsp.

- Cilantro - 1/8   tsp.

- Agua

- Perejil fresco picado - 1   taza

- Patatas doradas - 1 1   lb. peladas y cortadas
  en trozos

- Zanahorias grandes - 3, peladas y picadas

- Pimiento verde - 1, sin corazón y cortado en
  tiras

Indicaciones:

1.   Caliente el horno a 375F.

2.   Calentar 2 cucharadas de aceite de oliva
       en una sartén.

3. Agregue la cebolla y sofría hasta que esté translúcida.

4. Luego agregue el ajo y cocine por 30 segundos.

5. Agregue la carne molida y sazone con sal, pimienta y especias.

6. Saltee hasta que se doren por completo.

7. Añadir agua y tomates pelados.

8. Lleve a ebullición, luego baje el fuego. Tape y cocine a fuego lento por 10 minutos.

9. Pruebe y ajuste la sazón.

10. Arregle los pimientos, las zanahorias y las papas en una bandeja para hornear de 9" x 13"

11. Sazone con cilantro, pimienta de Jamaica, sal y pimienta. Mezcle para combinar.

1.   12.   Añada 1/8   taza de agua y cubra con la salsa de carne.

12.   Cubrir con papel de aluminio y hornear durante 30 minutos. Luego retire el papel de aluminio y hornee hasta que las papas estén tiernas, aproximadamente de 10 a 15 minutos.

13.   Retirar del horno y cubrir con perejil.

14.   Servir.